BEI GRIN MACHT SICH IHR WISSEN BEZAHLT

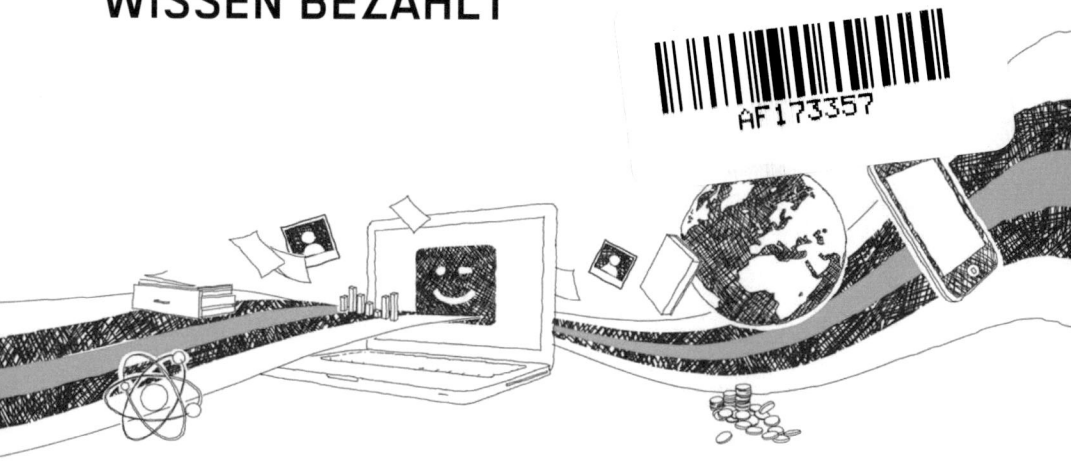
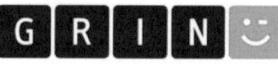

Thilo Jaeger

In welcher Weise wird durch das Stationspersonal, infolge nicht situationsgerechter Kommunikation das Verhalten und Erleben des Patienten auf der Intensivstation beeinflusst?

Welche Mittel stehen mir als Krankenpflegekraft zur Verfügung, damit dieser Zustand vermieden werden kann?

GRIN Verlag

Bibliografische Information der Deutschen Nationalbibliothek:

Die Deutsche Bibliothek verzeichnet diese Publikation in der Deutschen National-
bibliografie; detaillierte bibliografische Daten sind im Internet über http://dnb.d-
nb.de/ abrufbar.

Impressum:

Copyright © 2011 GRIN Verlag GmbH
Druck und Bindung: Books on Demand GmbH, Norderstedt Germany
ISBN: 978-3-656-17675-6

Dieses Buch bei GRIN:

http://www.grin.com/de/e-book/192436/in-welcher-weise-wird-durch-das-stations-
personal-infolge-nicht-situationsgerechter

Akademie für medizinische Berufe

Fachweiterbildung
Intensivpflege und Anästhesie

Kurs 2009 – 2011

**In welcher Weise wird durch das
Stationspersonal, infolge nicht
situationsgerechter Kommunikation,
das Verhalten und Erleben des Patienten auf der
Intensivstation beeinflusst?
Welche Mittel stehen mir als Krankenpflegekraft
zur Verfügung, damit dieser Zustand
vermieden werden kann?**

Thilo Jaeger
Freiburg, den 09.03.2011

Inhaltsverzeichnis

1. Fallbeschreibung

1.1 Begründung der Fallbeschreibung

Bevor ich meine Fachweiterbildung für Anästhesie – und Intensivpflege begann, habe ich auf einer Neurologischen Intensivstation gearbeitet. Im Rahmen meiner Weiterbildung arbeite ich derzeitig auf einer medizinischen Intensivstation der Uniklinik Freiburg. Der Alltag in einem Krankenhaus - insbesondere auf einer Intensivstation - kann laut und hektisch sein und von weiteren Faktoren negativ beeinflusst werden. Strukturelle Bedingungen machen die Versorgung mehrerer Patienten in einem Raum erforderlich und begünstigen die Tatsache, dass viele verschiedene Personen- und Berufsgruppen auf engem Raum zusammen arbeiten und kommunizieren. Nicht selten werden die Pausenzeiten in Reichweite der Patientenbetten verbracht…

In allen Bereichen, die ich bisher kennengelernt habe, sind klassische kommunikative Phänomene zu beobachten, denen oft zu wenig Beachtung geschenkt wird und damit im alltäglichen Geschehen untergehen. Gemeint sind paradoxe Verhaltensweisen der Patienten wie Angstzustände, Nesteln oder Sich-an-der-Pflegekraft-festhalten. Diese signalisieren, dass selbst im tief sedierten Zustand (RASS -2-4) äußere Einflüsse wahrgenommen werden, die später oft nur nebulös und von der Realität entrückt wiedergegeben werden können. Diesem Kuriosum werde ich im Rahmen meiner Facharbeit nachgehen, erläutern und versuchen, Erklärungsansätze zu geben.

1.2 Patientendaten/ Anamnese

1.2.1 Soziale Anamnese

Frau X. (Name geändert) ist 58 Jahre alt, verheiratet und hat Kinder. Besuch kann aufgrund des langen Anfahrtswegs nur unregelmäßig kommen. Geistig gesund, jedoch körperlich eingeschränkt (siehe 1.2.2), wurde Frau X. aufgrund von rezidivierenden Fieberschüben zunächst in einer heimatnahen Klinik aufgenommen.

1.2.2 Medizinische Anamnese

- Lymphom (Stadium IV bei Befall Liquor und Knochenmark, generalisierte Lymphadeno-pathie)
- Respiratorische Insuffizienz mit Vigilanzminderung
- Intubation, im Verlauf fiberoptische Umintubation
- Dilative Tracheotomie
- SIRS/ SEPSIS
- Akutes Nierenversagen

- Nierenparenchym-Tumor

Vorerkrankungen

- Diabetes mellitus Typ 2
- Arterieller Hypertonus
- Z.n. mehrfacher Cholezystolithiasis, eitrige Cholangitis
- GERD, Refluxösophagitis Grad I
- Z.n. Hysterektomie
- Z.n. Schlittenprothese Knie links
- Gonarthrose rechts
- Herzrhytmusstörungen

1.2.3 Pflegeanamnese

Frau X. hat bereits einen dreiwöchigen Intensivaufenthalt hinter sich und ist aktuell tracheotomiert. Die wechselweise augmentierte bzw. mandatorische Beatmung wird begleitet von einer Analgosedierung mit Paracefan, Propofol und Sufenta in niedriger Dosierung. Sowohl zur Überprüfung der Vigilanz und des neurologischen Status als auch zur Teilnahme am Umweltgeschehen sowie Erleben ihrer Umwelt wird ein RASS-Score (Richmond-Agitation-Sedation-Scale) / Tag von -3 bis -1/0 angestrebt. Die Patientin versucht zu sprechen und kann schreiben.

1.3 Problemsituation

Ich übernahm Frau X. zum Nachtdienst. Obwohl ich sie zuvor nie betreut hatte, kannte ich sie vom gemeinsamen Betten und Lagern mit Kollegen und konnte beobachten, auf welche Weise sie kommuniziert.
Zur Situation: Ich stellte mich Frau X. vor, erkundigte mich nach ihrem Wohlbefinden und prüfte ihre Orientierung. Sie kommunizierte schriftlich. Desweiteren fragte ich, ob sie müde sei oder etwas zum Schlafen brauche. Sie reagierte erschrocken, ängstlich und misstrauisch: Sie wollen mich doch nur austricksen. *„Ich will noch nicht sterben, ich will leben und morgen wieder aufwachen. Sie sagten, es muss auch mal Schluss sein."*
Es muss auch mal Schluss sein – der Satz galt Tage zuvor einem anderen Adressaten. Scheinbar war sich Frau X. der Situation bewusst, im Krankenhaus zu sein; dass sich weitere Patienten im Zimmer befinden, schien sie nicht zu wissen. Ich klärte sie darüber auf. Dieses Beispiel verdeutlicht die Wichtigkeit zielgerichteter Ansprache und klare Ausdrucksformen insbesondere in dieser Umgebung.

1.4 Fragestellung

In welcher Weise wird durch das Stationspersonal infolge nicht situationsgerechter Kommunikation das Verhalten und Erleben des Patienten auf der Intensivstation beeinflusst?
Welche Mittel stehen mir als Krankenpflegekraft zur Verfügung, damit dieser Zustand vermieden werden kann?

2. Fallbearbeitung

2.1 Darstellung der Vorgehensweise

Bei der Literaturrecherche zu dieser Thematik stellte ich zwar fest, dass diesbezüglich in der Theorie viel geschrieben wurde, in der Praxis jedoch viel zu selten adäquate Kommunikationsformen umgesetzt werden und die Kommunikation an der Schnittstelle Patient -Pflege ein noch unbeantwortetes Problem darstellt.
Zur Klärung dieser Problematik bedarf es daher neben der Auseinandersetzung mit verschiedenen Kommunikationsmustern der Annäherung an die Begriffe Wahrnehmung und Bewusstsein, um einschätzen zu können, wie bewusstseinsgetrübte Patienten den Aufenthalt auf einer Intensivstation erleben.

2.2 Darstellung der Ergebnisse aus den vier Quellen einer beweisbaren Praxis

2.2.1 Forschung/ Literaturrecherche

„Man kann nicht nicht kommunizieren. Kommunikation findet immer statt, wo Menschen als soziale Wesen zusammen sind. Unser Körper verrät uns." (Watzlawick, P. et.al. [1974], S. 53)
Kommunikation, egal ob verbal oder nonverbal, ist ein nicht ganz zu unterschätzendes "Experiment". Schnell kann es zwischen Rezipient und Perzipient aufgrund von Fehlinterpretationen zu Missverständnissen kommen, selbst zwischen gesunden Menschen.
Verbale Kommunikation bezieht sich ausschließlich auf sprachliche Informationsübertragung, welches einen Gesprächsprozess in vier Ebenen einteilt. (Schulz von Thun [1981], S.30)
In welcher Weise wird ein Patient in Verhalten und Erleben durch Kommunikation verändert?
- eine Sachinformation
- eine Selbstkundgabe
- einen Beziehungshinweis
- einen Appell

„Nonverbale Kommunikation [hingegen] ist die älteste Form zwischenmenschlicher Verständigung und ist der Teil menschlicher Kommunikation, der sich durch Gestik, Mimik und andere optische Zeichen ausdrückt. Gesichtsausdruck und Körpersprache passen zum Inhalt der Aussage oder verraten etwas ganz anderes." (http://www.nonverbale-kommunikation.info/definition.php)

Wie aber kommuniziert ein Patient, der sich in einem eingeschränkten Bewusstseinszustand befindet? Es ist beschrieben, dass wir mit 55% intuitiv eher auf die Körpersprache und gerade einmal 38% auf die Stimmlage reagieren (Sponring, H. [2006]: S.148). Aufgrund der hohen Belastung mit der Folge von Schlafdeprivation und eingeschränkter Kommunikationsfähigkeit durch Sedierung und Intubation können Sinneserregungen wie Ohnmacht, Angst und Verwirrung erzeugt werden, heißt es in dem Artikel „Wie erleben postoperative, herzchirurgische Patienten die pflegerische Versorgung auf der Intensivstation?". Desweiteren schreibt die Autorin, dass diese Einschränkung der Selbstständigkeit Depressionen begünstigt sowie die Überlastung durch Akustik des Monitorings bei sensorischer Deprivation, also einem Mangel an Außenreizen (Farben, Geräusche, Mitmenschen, Gespräche), zu Halluzinationen und Denkstörungen führen kann (Roth-Isigkeit, A. [2001], S.24ff).

Nach einem Modell von Fröhlich und Bienstein (Hannich, H.-J. et al [2005], S. 66) setzt sich die Erlebniswelt eines Intensivpatienten aus folgenden sechs Ebenen zusammen:
- Körpererfahrung (Verlust / Veränderung des Persönlichkeitsgefühls)
- Gefühle (Nah-Tod-Erfahrungen und somit Angst)
- Bewegung (dyskinetische Bewegungsabläufe)
- Kognition (verminderte Fähigkeiten von erkennen, erfahren, kennenlernen)
- Wahrnehmung (veränderte Selbst- und Fremdwahrnehmung)
- Sozialerfahrung (Vereinsamung / Isolation)

In Anlehnung an dieses Modell nimmt der Intensivpatient seine Außenwelt auf eine komplexere Art wahr als der Gesunde. Was aber wird wahrgenommen, wenn der Mensch zum Werkzeug in der Berufswelt des therapeutischen Teams wird; wenn Sätze wie: *„An Frau Berger wird noch gearbeitet"*, *„Fahre den Patienten auf Arbeitshöhe"* und *„Die TEP ist in zehn Minuten fertig"*, fallen? (Bienstein, C. et. al. [2010], S.20)

Die Ansprache des Patienten im Sinne von Körperkontakt und sprachlicher Rede entscheidet, ob dieser uns folgen oder aber aufgrund von Reizüberflutung nicht adäquat reagieren kann. Aus diesem Grund müssen Handlungen des Intensivpersonals klar und deutlich sein und dem Patienten die Zeit gewähren, zu antworten (Brunke, A. [2007], S. 167).

Adäquate Kommunikation geht stets einher mit zwei weiteren Faktoren:
- Bewusstsein und
- Erleben.

Bewusstsein hat viele Facetten und beinhaltet zwei Dimensionen:
- Erweckbarkeit bzw. Wachheit (Niveau des Bewusstseins) und die
- Wahrnehmung (Inhalt des Bewusstseins)

Unter physiologischen Umständen korrelieren diese positiv. Diese beiden Ebenen werden allerdings im pathologischen oder pharmakologischen Koma in eine Grauzone versetzt. (Laureys, S. et.al. [2008], S.3). Mittels Akustisch-Evozierter-Potentiale ist es auch bei sedierten und hirngeschädigten Patienten möglich, festzustellen, ob Wahrnehmung stattfindet. In der Arbeit von Linstedt et. al. (2005) ist belegt, dass bei ausreichender Sedierung durch Benzodiazepine, Opiate und Ketamin Wahrnehmungen nicht vollständig unterdrückt worden sind (Brunke, A. [2007], S. 168, zitiert nach Linstedt, U., et. al., (2005), S. 210f).

In einem weiteren Artikel über ‚das Erleben auf der Intensivstation' wird beschrieben, dass 90% von 73 Studien-Patienten während des Intensivaufenthaltes ein starkes Bedürfnis nach Ruhe hatten bzw. sich drei Viertel genau an ihren Aufenthalt erinnern konnten. Die Verfasserin (A. Roth-Isigkeit [2001], S. 28) verweist darauf, dass Bedürfnisse und Wahrnehmungen der Patienten in der pflegerischen Versorgung durch o.g. Einschränkung der direkten Kommunikation oft unklar bleiben. Das Miterleben der Nachbarpatienten ängstigte 11%; 23% fühlten sich macht- und hilflos. Dies zeigt, dass bewusstseinsgetrübte Patienten ihre Umgebung durchaus wahrnehmen.

„Neueste Forschungsergebnisse mit bildgebenden Verfahren, die die Funktion des Gehirns (fMRI) und die elektrischen Aktivitäten des Gehirns auf spezifische Aufgabenstellungen (event related potentials) dokumentieren, zeigen, dass wenigstens einzelne Menschen in vegetativen Zuständen offensichtlich in der Lage sind, Aspekte Ihrer Umwelt zu registrieren und zu verarbeiten. Diese Inseln der Wahrnehmung sind nachweisbar, obwohl klinisch nicht im Stande, ihr Erleben und ihre Fähigkeiten durch ihr Verhalten auszudrücken. Daraus ist zu schließen, dass Bewusstsein nicht mit bedeutungsvollem Verhalten gleichzusetzen ist." (Morin, P. [2006], S. 276).

Besonders bei Langzeitintensivpatienten mit Katecholamintherapie ist darauf zu achten, dass Stressreaktionen wie traumatische Erlebnisse so gering wie möglich gehalten werden, da sie im emotionalen Gedächtnis gespeichert werden. Die Enkodierung (Aufschlüsselung) des emotionalen Gedächtnisses wird insbesondere durch die Stresshormone Adrenalin und Noradrenalin beeinflusst. „Diese streßhormoninduzierte Gedächtniskonsolidierung erklärt auch, warum emotional hochrelevante Sachverhalte besser erinnert werden als neutrale (Schelling, G. et al [2006], S. 38; zitiert nach McGaugh [2002], S. 596ff).

In dem Werk „Basale Stimulation" (Bienstein et al [2010], S. 236) ist das Ergebnis einer Studie von Hannich (1993) veröffentlicht, wonach langzeitbeatmete, sedierte und komatöse Patienten, die vom therapeutischen Team als nicht wahrnehmungsfähig eingeschätzt worden sind, ein Wirklichkeitserleben während ihrer Krankheitsphase haben und sich existenziell bedroht, verfolgt und geängstigt fühlten.

Dieses Problem ist in der Literatur bereits seit längerem bekannt: Bereits 1975 hat der Intensivmediziner J.S. Robinson, Begründer der Intensivmedizin in Großbritannien, seine persönlichen

Erfahrungen verfasst und wiedergegeben. Er wurde bewusstlos auf seiner Station eingeliefert, intubiert und tagelang beatmet. Mit Hilfe seiner Frau hat er stichpunktartig versucht, sich nach der Behandlung an den Aufenthalt zu erinnern. Vor allem die Gespräche in seinem Krankenzimmer, die er nicht klar zuordnen konnte, ängstigten ihn bezüglich der weiteren Therapie. Im Laufe der Zeit verlor er aufgrund der Reizüberflutung zunehmend die Orientierung. (Schara, J. [2008], S. 19).

Auch in neueren Untersuchungen (Schara, J. [2008], S.19) wird darauf hingewiesen, „dass der Intensivpatient die fehlende Orientierung für Raum und Zeit als äußere Belastung der Therapie empfindet": *„Nicht zu wissen, wo man ist und was passiert ist, das war von allem das Schlimmste"*, heißt es in einem Erfahrungsbericht (J. Shara, S.19; zitiert nach Schreiner, M.; Weiss, G. [2004], 4ff).

„Im Nachhinein wird mir auch klar, wie wichtig es für mich gewesen wäre … Auch wenn es von außen den Anschein hat, dass die Information nicht ankommt, glaube ich, dass dadurch schlimme Träume verhindert werden können. So hätte ich zum Beispiel im Halbdunkel die Infusionsständer nicht als Gorillas angesehen." So ein weiterer Erfahrungsbericht eines Patienten (Besendorfer, A. [2004], S. 95f; zitiert nach Pinkhaus [1983], S. 6).

Das Erleben vieler Intensivpatienten wird zumeist angesichts der Verletzlichkeit und des Kontrollverlusts mit negativen Affekten wie Depression, Trauer und Angst beschrieben. An erster Stelle stehen mit 44% die Träume, um oben Erwähntes zu verarbeiten. Dabei handelt es sich oft um beeindruckend komplexe Träume, welche Oneiroidale genannt werden. Durch sensorische Deprivation wie kommunikativem Ausgeschlossensein werden existentiell lebensbedrohliche Zustände ausgelöst (Schröter – Kuhnhardt, M. [2006], S. 171f).

In diese Traumwelten werden positive und negative Faktoren der Umwelt mit einbezogen. „Vergleichbar einem Säugling erkennt der Bewusstlose Menschen an der Art, ihn zu berühren, an der Stimme und am Geruch, abstraktes Denken ist nur eingeschränkt möglich. Was er erfährt, wird in traumhafte Bilder umgewandelt, er bezieht alles direkt auf sich, die Welt wird in Gut und Böse eingeteilt und beschränkt sich auf das -Hier und Jetzt-" (Schröter–Kuhnhardt, M. [2006], S. 173). „Das Erleben der fiktiven Wirklichkeit des Oneiroids geht also parallel mit dem Nicht – Erleben – Können der realen Umwelt des Betroffenen (einher)." (Schmitt – Degenhard, M. [1992], S. 220).

2.2.2 Professionelles Wissen, Klinische Erfahrung

Bei der Recherche um diese Problematik habe ich Kursmitglieder und Pflegekräfte der Stationen Heilmeyer 1 und der Neurologischen Intensivstation 2 befragt. Einige von ihnen wurden mit dieser Thematik bereits konfrontiert und berichteten von ehemaligen Patienten, die zu einem späteren Zeitpunkt die Station besuchten. Mehrfach wurde geäußert, dass die Sedierung nicht ausreichend war, um Angst- und Panikzustände zu eliminieren.

Der Richmond-Agitation-Sedation-Score (RASS) ist für die gezielte Patienten-Sedierung ein etablierter Parameter, um Stress und die Gefahr der posttraumatischen Belastungsstörung, die zu 30% bei Intensivpatienten auftreten, zu minimieren. (Elsaesser, S. [2006], S. 25; zitiert nach Schelling, G. et al [1998], S. 9).

Um frühzeitig Angst und Entzugssymptome vom Patienten fernzuhalten und auf stärkere Sedierung zu verzichten, hat sich die frühzeitige Gabe von Paracefan sowie das Benzodiazepin Tavor und des Neuroleptikums Haldol zur Dämpfung etabliert. Frau Cassaro, Fachkrankenschwester und Trainerin der Basalen Stimulation, verweist darauf, dass, wenn das Medium der verbalen Kommunikation weitgehend wegfällt, andere Möglichkeiten an Bedeutung gewinnen, um mit dem Patienten in Kontakt zu treten und sein Erleben positiver zu gestalten. Das Einbeziehen von Angehörigen und Befragen nach Gewohnheiten, zum Beispiel der gewohnten Schlafposition und Festlegen dieser Maßnahmen zum immer gleichen Zeitpunkt kann als Struktur für den Patienten förderlich sein. Desweiteren sind Atmung, Muskeltonus, Bewegung, Hämodynamik und Sekretion des Patienten Bildnis von Entspannung oder Stress. Die Pflegeexpertin des Klinikums Freiburg A. Maier hat Tipps und Anregungen zur Übergabe am Patientenbett erarbeitet. Dieses Dokument beinhaltet die Strukturen der rechtlichen Aspekte und des Verhaltens im Zimmer während der Übergabe, wonach organisatorische Themen nicht vor dem Patienten besprochen werden sollten.

2.2.3 Erfahrung des Patienten und seine Präferenzen

Zum Zeitpunkt der Behandlung konnte keine genaue Befragung mit Frau X. durchgeführt werden. Durch die Fachkrankenpfleger O. Pix und P. Kuske wurde mir allerdings ein anderer Patient vermittelt, den ich interviewen durfte. Dieser lag im Herbst 2010 mit einem kardiogenen Schock auf Station Heilmeyer 1. Als junger Mann mit 41 Jahren hatte er bereits eine längere Krankenhausgeschichte hinter sich. Dieser konnte die unter Punkt 2.2.1 genannten Ängste und diffusen Erlebnisse bestätigen: Letztlich waren auch hier der Geräuschpegel und die Gespräche um ihn herum Grund für Reizüberflutung und die daraus resultierende Verwirrung und Orientierungslosigkeit verantwortlich.

2.2.4 Kontext und Umgebung

Station Heilmeyer 1 besteht aus Pflegekräften mit langer Berufserfahrung und Fachweiterbildung, die im Umgang mit Schwerstkranken viel Erfahrung und Einfühlungsvermögen beweisen. Das Bewusstsein dafür, wann sich der Patient in einer Situation befindet, die Taktgefühl bei Ängsten und Orientierungsstörungen erfordert, ist vorhanden und wird vom ärztlichen und pflegerischen Team konstruktiv kommuniziert. Es wird versucht, den Patienten einen geregelten Tages- und

Nachtrhythmus zu gewährleisten; ein hohes Arbeitsaufkommen erschwert dieses Bestreben jedoch. Diese Tatsache stellt für den Intensivpatienten eine weitere Stresssituation dar, die sich sowohl aufgrund des Krankheitsbildes als auch wegen pharmakologischer Ursachen in komplexen Innendarstellungen und Bildern äußert. Daher ist eine stressfreie Atmosphäre im Patientenzimmer umso wichtiger. (Siehe auch Punkt 2.4)

2.3 Auswertung der Daten

In der Arbeit von A. Roth-Isigkeit (2001) über das Erleben der Intensivstation wurde 73 männlichen Patienten nach Einverständniserklärung und Zustimmung einer Ethik-Kommission nach elektiven herzchirurgischen Eingriffen am zweiten postoperativen Tag ein Fragebogen mit 15 Skalen und jeweils dazugehöriger 5-stufiger Antwortwortmöglichkeit vorgelegt. Zur Analyse des Erlebens wurden unter anderem Fragen über Notwendigkeit, Hilflosigkeit, Erinnern, Erleben von Mitpatienten und über Schmerz gestellt. Das Ergebnis der Studie war ein übersichtlicher Fragenkatalog, der verständlich zu bearbeiten war. Diese Arbeit bot mir eine sichere Informationsquelle bezüglich der Bedürfnisse und Wahrnehmung kommunikationseingeschränkter Patienten. Es bestanden Parallelen zur Patientenexpertise des von mir interviewten 41jährigen Patienten (siehe auch Punkt 2.2.3). Auch ein Artikel von Brunke (2007) über die Erfahrungen, Erlebnisse und das Erleben analgosedierter, beatmeter Patienten lieferte mir gute Informationen zur Komplexität dieses Themas.

Imposant und anregend empfand ich ebenso das Forschungsergebnis der 200 Tiefeninterviews von Hannich (1993) in der langzeitbeatmete, tief sedierte Patienten zu einem Zeitpunkt, als Ärzte und Pflegekräfte annahmen, sie seien nicht wahrnehmungsfähig, Wirklichkeitserleben verspürten. Wie sich das Erleben des Patienten auf Intensivstation beeinflussen und Kommunikation aufbauen lässt, habe ich durch das Werk „Basale Stimulation in der Pflege" von Bienstein und Fröhlich (2010) sowie durch Befragen der Leiterin der Basalen Stimulation an der Universitätsklinik Freiburg ergründet.

Letztlich handelt es sich immer wieder um die Wechselbeziehung zwischen eingeschränkter Wahrnehmung seitens des Patienten, dem Unvermögen, adäquat zu reagieren bzw. der Schwierigkeit seitens des Intensivpersonals, mögliche Antworten richtig zu deuten.

2.4 Ergebnisse

„Es kam vor, dass jemand in meine Nähe kam und arbeitete, ohne ein Wort zu sagen… Das war sehr beängstigend, weil ich nicht wusste, was er als nächstes tun würde… Es hätte mir geholfen, wenn man mir gesagt hätte: ‚Jetzt gebe ich Ihnen die Sondenkost', und ich gefühlt hätte, wie die Sondenkost einläuft". (Hannich, H.-J., [1987], S. 81)

„... Die Metzger, die eigentlich Ärzte waren, hatten Fleischmesser in der Hand...Überall waren so weiße Kacheln.... Den Traum habe ich immer wieder geträumt, aber nur den einen..." (Anbeh, T. [2006], S. 299)

„Ich hatte mir eine Phantasiewelt ausgedacht und die pflegerische Behandlung als Bestrafung mit einfließen lassen" (Besendorfer, A. [2004], S.96; zitiert nach Ullrich, L. [1996], S.22)

„ Nicht zu wissen, wo man ist und was passiert, das war das Schlimmste." (Schara, J. [2008], S. 19; zitiert nach Schreiner, M. [2004], S. 4ff)

Alle oben aufgeführten Forschungsergebnisse unterstreichen die zu Beginn der vorliegenden Arbeit aufgestellte These, dass zwar der Forschungsstand zu dieser Problematik sehr fundiert ist, in der Praxis aber immer noch keine geeigneten Mittel gefunden worden sind, eine posttraumatische Belastungsstörung völlig zu vermeiden. Dies hat unter anderem mit dem komplexen Aufbau unseres Gehirns und der bis heute noch nicht gelösten Aufgabe zu tun, das Gehirn vollständig zu verstehen.

Somit ist es umso notwendiger, dem Patienten Informationen verständlich zu vermitteln und ihm die Möglichkeit zu geben, auf eine ihm angemessene Weise zu antworten. Patienten sind auf verbale und nonverbale Kommunikation, Einfühlungsvermögen und das Vermitteln von Sicherheit des Intensivpersonals dringend angewiesen. (Millar, B. et al, [2002], S. 430)

Die Struktur am und um das Patientenbett herum sollte einheitlich und standardisiert durchgeführt werden, um dem Patienten größtmögliche Sicherheit zu bieten. An diesem Punkt greift das Konzept der Basalen Stimulation ein. Sämtliche Behandlungsmaßnahmen, angefangen bei der initialen Berührung zur Begrüßung des Patienten bis hin zur Verabschiedung sollten vorher stets verbal begleitend angekündigt werden. Die Begrüßung mit leichtem Druck an der immer gleichen Schulter und das Verabschieden mit einer um die Schulter gelegten Hand mit einer aufwärts signalisierenden Bewegung ist nach Bienstein und Fröhlich (2010) ein Vorschlag, wahrnehmungsbeeinträchtigte Patienten anzusprechen. Alle Maßnahmen sind durch ein Informationsblatt am Bett zu kennzeichnen. Desweiteren sieht das Konzept der basalen Stimulation vor, dem Patienten regelmäßige Ruhephasen zu gewährleisten. Der Lärmpegel im Patientenbereich sollte möglichst gering gehalten, zu grelles Licht vermieden werden. Bedrohende Alarme an Geräten und Überwachungseinheiten sind zügig zu unterdrücken, monotone Radiogeräusche sollten unterlassen werden. „ Der Mensch verfügt schon vor seiner Geburt über die Fähigkeit, Geräusche wahrzunehmen. Je länger er auf der Welt ist, desto mehr Erfahrungen hat er gemacht." (Bienstein, C. et al, [2010], S. 23) Beruhigende Waschungen und Nestlagerung unterstützen das Wohlempfinden des Patienten. (Cassaro, C. et al [2004], S.16)

Die seitens des therapeutischen Teams am Patienten durchgeführten Handlungen richten sich nach dem biologischen Tag-Nacht-Rhythmus und geben zusätzlich Orientierung und Sicherheit. Das mehrfache Nennen von Raum, Zeit, Ort und Grund des Krankenhausaufenthalts sollte berücksichtigt werden. Desweiteren sind laute Übergaben am Nachbarbett und der Einsatz von Mediziner-Latein zu umgehen.

Auch Angehörige können fördernd ins Gesamtkonzept integriert werden. Individuelle Gewohnheiten des Patienten werden so noch optimaler berücksichtig; das Vertrauen gegenüber der fremden Pflegekraft wird gestärkt. Gerade deshalb ist es wichtig, das Konzept starrer Besuchszeiten aufzubrechen und zu individualisieren, damit Angehörige in den gesamten Pflegeprozess mit einbezogen werden können.

3 Bewertung, Implementierung

3.1 Bewertung der Arbeit, Zugewinn an Kompetenz

Viele Tages- und Wochenendzeitungen berichten immer wieder von Kunstfehlern an deutschen Kliniken, von Todesengeln sowie dem zu-Tode-Therapieren durch moderne Gerätemedizin. Dieses ist ein nicht zu vernachlässigender Punkt, über welchen ich hier nur informieren möchte. Durch die Auseinandersetzung mit dieser Thematik wurde mir umso deutlicher, wie komplex dieses Thema ist und von wie vielen Faktoren ein optimaler Heilungsprozess insbesondere bei Langzeitintensivpatienten abhängig ist. Jeder Patient nimmt sowohl innere als auch äußere Einflüsse unterschiedlich wahr. Es liegt am therapeutischen Team und speziell an der Pflege, welche sich ja permanent in der Nähe des Patienten befindet, den Patienten auf Wahrnehmungsstörungen sowie Kommunikationsversuche durch Mimik, Bewegung, Kreislauf oder Atmung zu beobachten und abzuholen. Mein Bewusstsein für die besonders sensible Wahrnehmung seitens der Intensivpatienten wurde in der letzten Zeit nochmals geschärft und zeigt mir, wie viel Fingerspitzengefühl notwendig ist, die individuellen Bedürfnisse jedes Patienten zu erkennen. Obwohl die Mehrheit der befragten Patienten in der Studie von A. Roth-Isigkeit (2001) angab, nicht außergewöhnlich beeinträchtigt zu sein, existiert dennoch ein erheblicher Anteil, der weitreichende Folgen durch Defizite in der unbewussten Wahrnehmung deutlich macht. Durch frühes Einbringen der Angehörigen, einem modernen Analgosedierungskonzept bezüglich anxiolytischer Therapie und einem ganzheitlichen Wahrnehmungskonzept wie der basalen Stimulation können wir die Wahrnehmung, also das Erleben des Patienten qualitativ verbessern. Dadurch können Wahrnehmungsstörungen in Form vom Durchgangssyndrom bzw. Panikattacken beispielsweise im Entwöhnungsprozess vom Respirator vermieden bzw. verringert werden. Eine hierbei ungünstige Begleiterscheinung ist die Notwendigkeit erhöhter Sedierung und eine daraus resultierende längere Liegezeit. Auch wenn ich mit der vorliegenden Arbeit keine wirklich neuen wissenschaftlichen Erkenntnisse beisteuern kann, ist es mir dennoch ein großes Anliegen, den Leser anzuregen, seinen Arbeitsalltag zu reflektieren, inwieweit wir als engagierte Pflegekräfte durch angemessene Kommunikation dazu beitragen können, posttraumatische Belastungsstörungen weitgehend zu verhindern.

3.2 Möglichkeiten der Umsetzung

Das ganzheitliche Konzept der basalen Stimulation erfordert viel Zeit und Einfühlungsvermögen, was im immer hektischer werdenden Stationsalltag manchmal gar nicht so einfach umzusetzen ist. Durch den Mangel an pflegerischen Kapazitäten ist es oft nicht gewährleistet, sich einem Patienten ohne Unterbrechungen zu widmen. Häufige Schichtwechsel und Verlegungen auf andere Intensivstationen verschärfen die Problematik.

Dennoch sollte es möglich sein, einige Punkte zu beherzigen. So sollte es auch bei größtem Arbeitsaufwand kein Problem darstellen, die unter 2.4 vorgeschlagenen verbalen und nonverbalen Herangehensweisen zu berücksichtigen. Falls möglich, ist eine kontinuierliche Betreuung durch immer wieder die gleichen Pflegekräfte im Heilungsprozess enorm förderlich. Das Einarbeiten von engen Angehörigen in leichte pflegerische Tätigkeiten schafft eine optimale Vertrauensbasis im Therapieprozess. Ein klinikumsübergreifendes Konzept mit einheitlichen Regelungen bezüglich Kommunikation und Verhalten auf Intensivstationen sollte gerade in der heutigen Zeit der Zertifikate und Zertifizierungen obligatorisch sein.

4 Literaturverzeichnis

4.1 Standardwerke

BIENSTEIN, C.; FRÖHLICH, A. (2010)
Basale Stimulation in der Pflege. Die Grundlagen.
Bern: Huber Verlag, 6. Auflage.

HANNICH, H.-J. (1987)
Medizinische Psychologie in der Intensivbehandlung. Untersuchung zur psychologischen Situation.
Berlin, Heidelberg, London, Paris, Tokyo: Springer Verlag.

MILLAR, B. ET AL (2002)
Intensivpflege. High-touch und High-tech, Psychosoziale, ethische und pflegeorganisatorische Aspekte.
Bern, Göttingen, Toronto, Seattle: Huber Verlag.

SCHMIDT-DEGENHARD, M. (1992)
Die oneiroide Erlebnisform: Zur Problemgeschichte und Psychopathologie des Erlebens fiktiver Wirklichkeiten.
Heidelberg: Springer Verlag.

SCHULZ VON THUN, F. (1981)
Miteinander reden: Störungen und Klärungen.
Reinbek b. Hamburg: Rowohlt.

WATZLAWICK, P. ET AL (1974)
Menschliche Kommunikation: Formen, Störungen, Paradoxien.
Bern: Huber Verlag.

4.2 Aufsätze in Herausgeberwerken

ANBEH, T. (2006)
Träume bei Intensivpatienten. Art der Träume und mögliche Ursachen des Traumerlebens.
In: KAMMERER, T. [HG.] (2006)
Traumland Intensivstation.
Norderstedt: Books on Demand, Seite 295 – 314.

BESENDORFER, A. (2004)
Das Erleben von Patienten auf Intensivstation.
In: ABT – ZEGELIN [HG.] (2004)
Fokus: Intensivpflege. Pflegewissenschaftliche Erkenntnisse zu Critical Care Nursing.
Hannover: Schlütersche Verlagsgesellschaft, Seite 95 – 151.

ELSAESSER, S. (2006)
Reisen und Begegnungen im unbekannten Land. Bericht eines Prozessarbeiters.
In: KAMMERER, T. [HG.] (2006)
Traumland Intensivstation
Norderstedt: Books on Demand, Seite 19 – 32.

HANNICH, H.-J., ULLRICH, L., WILPSBÄUMER (2005)
Kommunikation mit kritisch Kranken und Ihrem Umfeld.
In: ULLRICH, L. ET AL (2005)
Intensivpflege und Anästhesie.
Stuttgart: Thieme, Seite 64 – 72.

LAUREYS, S. ET AL (2008)
Bewusstseinsstörungen – Diagnose und Prognose.
In: JUNGINGER ET AL [HG.] (2008)
Grenzsituationen in der Intensivmedizin. Entscheidungsgrundlagen.

Heidelberg: Springer, Seite 3 -16.

MORIN, P. (2006)
Prozessorientierte Kommunikation mit Menschen in Veränderten Bewusstseinszuständen und Koma.
In: KAMMERER, T. [HG.] (2006)
Traumland Intensivstation
Norderstedt: Books on Demand, Seite 271 – 280.

SCHARA, J. (2008)
Das Erleben der Intensivmedizin
In: JUNGINGER ET AL [HG.] (2008)
Grenzsituationen in der Intensivmedizin. Entscheidungsgrundlagen.
Heidelberg: Springer, Seite 17 – 22.

SCHELLING, G. ET AL (2006)
Stress, emotionales Gedächtnis und gesundheitsbezogene Lebensqualität bei Patienten nach Intensivtherapie.
In: KAMMERER, T. [HG.] (2006)
Traumland Intensivstation
Norderstedt: Books on Demand, Seite 33 – 41.

SCHRÖTER – KUHNHARDT, M. (2006)
Oneiroidales Erleben Bewusstloser.
In: KAMMERER, T. [HG.] (2006)
Traumland Intensivstation
Norderstedt: Books on Demand, Seite 171 – 230.

SPONRING, H. (2006)
Hypnose und hypnotische Kommunikation als Zugang zur Realität des veränderten Bewusstseinszustands.
In: KAMMERER, T. [HG.] (2006)
Traumland Intensivstation.
Norderstedt: Books on Demand, Seite 141 – 153.

4.3 Aufsätze in Zeitschriften, Pflegeleitfäden

BRUNKE, A. (2007)
Erfahrungen, Erlebnisse und Erleben des analgosedierten, beatmeten Patienten.
In: Intensiv (2007)
Stuttgart, New York: Thieme, 15. Jg., Seite 166-179.

CASSARO, C. ET AL (2004)
Basale Stimulation. Pflegeleitfaden. Universitätsklinikum Freiburg, Neurozentrum.

ROTH-ISIGKEIT, A. (2001)
Erleben der Intensivstation.
In: Intensiv (2001)
Stuttgart, New York: Thieme, Bd. 9, Seite 24-29.

4.4 Quellen aus dem Internet

http://www.nonverbale-kommunikation.info/definition.php (zuletzt besucht am 09.03.2011).